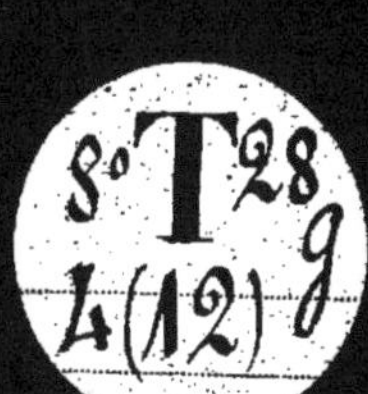

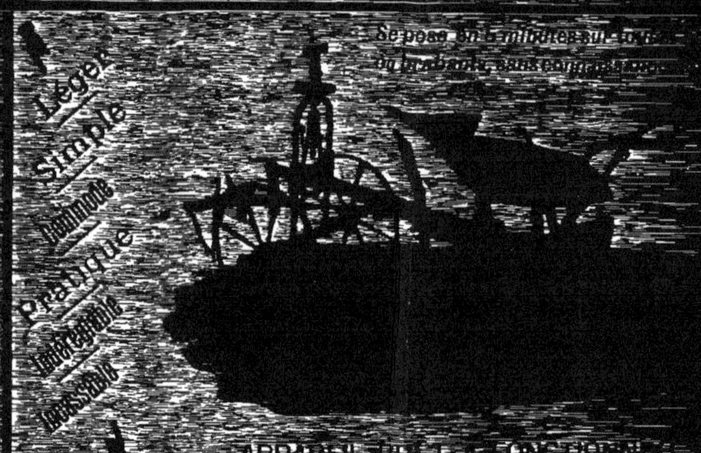

Georges LEFEBVRE
Constructeur Mécanicien
AMIENS — 97-99, Rue de l'Abbaye (St-Roch) — AMIENS

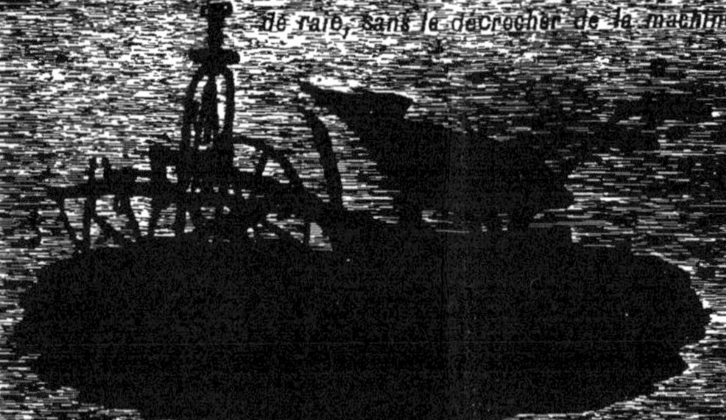

Tous renseignements sont envoyés sur demande
M.G. LEFEBVRE, Constructeur à Amiens

200 Brochures
de Vulgarisation

UN MILLION d'exemplaires
à 25 centimes

PETITE
Encyclopédie Populaire Illustrée
DU CULTIVATEUR, DU JARDINIER, DE LA MÉNAGÈRE
Publiée sous la direction de H. LAJUS, ✸❂
Ancien Elève de Grignon
PROFESSEUR A L'ÉCOLE PRATIQUE D'AGRICULTURE DE LA SOMME
PUBLICISTE AGRICOLE ET HORTICOLE

PATHOLOGIE ANIMALE

GARE A LA COCOTTE !
LA FIÈVRE APHTEUSE
PAR **F. VÉLAT**,
Vétérinaire départemental de la Somme.

AVANT-PROPOS, par M. ÉMILE THIERRY.

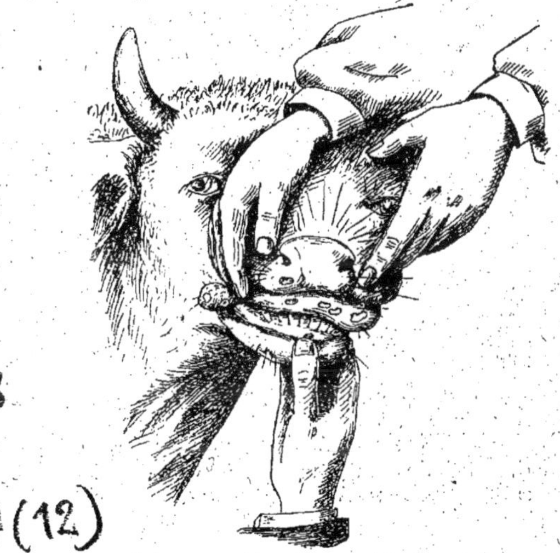

AMIENS
DIRECTION — ADMINISTRATION — RÉDACTION
10, Rue Caussin-de-Perceval, 10
1907
Tous droits réservés

LISTE DE COLLABORATEURS

DE LA

Petite Encyclopédie Populaire Illustrée

DU CULTIVATEUR, DU JARDINIER, DE LA MÉNAGÈRE

A. AVENEL, O. ✳, Professeur spécial d'agriculture, Directeur de l'École d'agriculture d'hiver, à Langres *(Haute-Marne)*.

E. BAILLARGÉ, Prof. à l'École prat. d'agricult. du *Pas-de-Calais*.

L. BASUYAUX, Prof. à l'École pratique d'agriculture du *Nord*.

A. BAZINET, ✳, Chef de pratique horticole à l'École pratique d'agriculture de Châtillon-sur-Seine *(Côte-d'Or)*.

M. BÉRANGER, Prof. spécial d'agriculture, à Narbonne *(Aude)*.

L. BONNÉTAT, Prof. à l'École prat. d'agriculture de la *Vendée*.

E. BRAVE, Professeur à l'École pratique d'agriculture de Châtillon-sur-Seine *(Côte-d'Or)*.

J.-B. CALLAUX, ✳, Prof. à l'École prat. d'agric. du *Pas-de-Calais*.

Th. CALMÉ, ✳, ✪, Directeur honoraire d'École normale annexe, publiciste-entomologiste à *Amiens*.

J. CARRÉ, ✳, Prof. à l'École pratique d'agriculture de l'*Aisne*.

H. DEMAZURE, ✳, ✪, Prof. spéc. d'agr., à St-Pol *(Pas-de-Calais)*.

H. DEGUÉRET, ✳, Vétérinaire, Professeur à l'École pratique d'agriculture de Génouillat *(Creuse)*.

Ch. DURIEZ, Chef de pratique horticole à l'École pratique d'agriculture de la *Nièvre*.

M. DUSUEL, Prof. à l'École pratique d'agriculture de la *Somme*.

G. FARÇAT, ✳, Vétérinaire, Directeur des Abattoirs d'Amiens, Prof. à l'École pratique d'agriculture de la *Somme*.

J. FROIDEFOND, Chef de pratique agricole à l'École pratique d'agriculture de la *Somme*.

A. GOUMY, Chef de prat. hort. à l'École prat. d'agr. de la *Somme*.

L. HÉDIARD, ✳, Prof. spécial d'agric., à St-Omer *(Pas-de-Calais)*.

R. LECOMTE, Prof. à l'École prat. d'agriculture de la *Somme*.

G. LEFORT, Prof. à l'École pratique d'agricult. du *Pas-de-Calais*.

P. LEGIGAN, ✪, Prof. à l'École prat. d'agricult. de la *Somme*.

R. LETENEUR, Prof. spéc. d'agr., à Béthune *(Pas-de-Calais)*.

L. LORETTE, ✳, Chef de prat. hort. à l'École prat. d'agr. du *Nord*.

P. MAYNARD, ✳, Prof. à l'École pratique d'agricult. des *Landes*.

J. MÉTAYER, Prof. à l'École pratique d'agricult. du *Pas-de-Calais*.

A. PAIREMAURE, Prof. à l'École pratique d'agriculture de l'*Aisne*.

D. PELTIER, Prof. à l'École prat. d'agricult. de *Saône-et-Loire*.

P. PERRONNE, Chef de pratique horticole à l'École pratique d'agriculture du *Pas-de-Calais*.

A. PROT, ✳, Prof. à l'École prat. d'agricult. de Crocq *(Creuse)*.

J. RENARD, ✳, Prof. à l'École pratique d'agricult. de la *Somme*.

E. SALMON, ✳, Prof. à l'École prat. d'agricult. de la *Mayenne*.

L. THOMAS, Prof. à l'École prat. d'agricult. de la *Loire-Inférieure*.

F. VÉLAT, ✳, Vétérinaire départemental de la *Somme*.

Etc., etc.

AVANT-PROPOS

Parmi tous les fléaux qui fondent sur l'agriculteur, l'éleveur et le propriétaire d'animaux de rente, il n'en est peut-être pas un, à raison de sa soudaineté et de la subtilité de son virus, plus inquiétant que la *Fièvre Aphteuse*. A peine en est-on débarrassé depuis deux ou trois ans, que tout à coup il réapparaît, s'abat avec une nouvelle vigueur et cause des pertes trop souvent incalculables : suppression de la production du lait, amaigrissement des sujets de boucherie, mort des veaux, etc.

Aussi, le travail de mon excellent confrère Vélat vient-il à point pour éclairer les intéressés et tous les lecteurs de la *Petite Encyclopédie Populaire Illustrée du Cultivateur.*

Je crois connaître quelque peu le sujet de la fièvre aphteuse ; je n'en ai pas moins lu avec plaisir et grand profit, les instructions si sages et si pratiques, que donne M. Vélat dans son étude sur cette maladie contagieuse. Et cette étude est faite et présentée avec un remarquable esprit d'observation et de méthode.

Après quelques considérations générales nécessaires, l'auteur fait une description tellement précise, qu'elle peut être saisie par les moins initiés, des signes ou *Symptômes* de la maladie dans ses diverses périodes et dans ses multiples manifestations. Et, dans un article spécial, il montre les *Complications* si redoutables sur lesquelles je me permets d'appeler tout particulièrement l'attention du lecteur.

Viennent ensuite les *Modes de contagion* et, parmi eux, on ne saurait trop incriminer les wagons de chemins de fer qui, quoi qu'en disent les Compagnies, ne sont pas toujours suffisamment et rationnellement désinfectés.

Ce n'est pas sans raison que M. Vélat consacre quelques bonnes pages au *Rôle du Marché de la Villette dans la propagation de la maladie*, et je l'en félicite.

Au reste, cette cause existera tant que ce marché ne sera pas détruit de fond en comble, et réinstallé plus scientifiquement.

Puis, sont successivement passés en revue, l'*Immunité*, l'*Inoculation*, la *Contagion à l'homme* et les divers *Traitements*. Quant aux *Mesures prophylactiques* ou préventives, elles sont de la plus grande justesse.

Mais il est un paragraphe sur lequel l'auteur a eu bien raison d'insister ; c'est celui de la *Police sanitaire*. Car je n'hésite pas à affirmer que la plupart des propriétaires, victimes de la fièvre aphteuse, sont généralement les artisans du sinistre qui les atteint. On ne veut pas faire, en *temps utile*, la déclaration ; et alors la maladie a beau jeu pour se manifester avec toutes ses ruineuses conséquences.

Avant de conclure, mon distingué confrère donne les avis les plus judicieux sur les procédés de *désinfection* qu'il ne faut jamais négliger, quoiqu'il puisse en coûter. Au reste, les sacrifices faits pour cette opération préservatrice, sont toujours largement compensés par les résultats favorables qu'on ne manque jamais d'en retirer.

Par la *Conclusion*, le lecteur pourra utiliser avec grand profit, la citation que fait M. Vélat d'un travail d'un des hommes les plus compétents en la matière, notre ami Constant, du service de l'Inspection générale sanitaire du Ministère de l'Agriculture.

Je crois devoir, en terminant, féliciter M. H. Lajus, le directeur de la *Petite Encyclopédie Agricole* nouvelle, de s'être adjoint un collaborateur vétérinaire aussi instruit que M. Vélat.

Paris, le 10 Mars 1907.

Emile THIERRY.
Vétérinaire,
Correspondant de l'Académie de Médecine,
et de la Société Nationale d'Agriculture de France.

La Fièvre Aphteuse

Tous les cultivateurs connaissent la fièvre aphteuse, vulgairement appelée *cocotte* ou *picotte*. Elle a régné en maîtresse dans nos départements septentrionaux à différentes reprises, notamment de 1899 à 1902, disparaissant en certains endroits pour reparaître ailleurs, montrant partout une facilité de propagation telle que, par les enquêtes les plus minutieuses et les mieux conduites, on n'est pas toujours arrivé à déterminer exactement la cause de son apparition.

En 1902, la cocotte disparaît, et on n'entend plus parler d'elle pendant quelques années, quand, en juin 1906, elle éclate comme un coup de foudre dans le département des Deux-Sèvres. Bientôt, elle gagne les départements voisins, puis le grand marché de la Villette, et, par l'intermédiaire de ce marché métropolitain, elle arrive dans les départements du Nord de la France.

Nous sommes actuellement en pleine épizootie, dont nul ne saurait prévoir la durée et la gravité. Une étude de la fièvre aphteuse est donc d'actualité. Nous n'avons pas la prétention de faire un travail scientifique, mais simplement une œuvre de vulgarisation ; nous voulons surtout être pratique, et montrer comment on reconnaît la maladie, comment on la prévient et comment on la soigne.

—Presque toujours, la fièvre aphteuse est bénigne, insignifiante, quand on la considère sur un seul animal ; elle devient grave, voire même désastreuse, quand on examine ses effets sur la production animale de tout un pays. Elle cause une perte dans l'engraissement, dans le travail, dans la production du lait. Cette perte se chiffre par une petite somme ; mais, quand on multiplie cette somme par des milliers d'animaux, on arrive alors à des chiffres fabuleux, et on est étonné des désastres produits.

La cocotte attaque surtout les ruminants (bovins, ovins et caprins) ; elle frappe le porc avec la même intensité, ce qui fait dire que la maladie est spéciale aux animaux à *pieds fourchus*. Elle a été signalée aussi sur les solipèdes (cheval, âne, mulet) et sur le chien, mais sans que la démonstration en ait été faite scientifiquement. Dans des conditions particulières, heureusement rares, elle peut se communiquer à l'homme.

Symptômes de la cocotte

Comme l'indique son nom, la fièvre aphteuse s'accompagne d'un mouvement fébrile peu intense, et se traduit par une éruption de vésicules, d'aphtes, qui se montrent à la surface des téguments, là où ils sont les plus fins. Ces lésions se développent surtout sur la muqueuse de la bouche, mais elles peuvent se produire sur toutes les muqueuses, dans les cavités nasales, dans les appareils digestif et respiratoire, sur les organes génitaux ; elles se montrent toujours aussi là où la peau est fine, souple et riche en vaisseaux sanguins, à la surface des trayons et dans les espaces intergidités.

Chez les bovins et les porcs, la bouche et la peau de l'espace intergidité sont les points de prédilection du développement des aphtes, au point que, dans certains pays, on dit « surlangue » et « claudication » au lieu de fièvre aphteuse, ce qui signifie que la maladie se développe sur la langue et fait boiter les animaux.

I. PÉRIODE D'INCUBATION. — L'éruption des aphtes est toujours précédée de quelques symptômes généraux, et d'un état fébrile généralement peu intense. Cette période est ce que l'on appelle la *période d'incubation*, c'est-à-dire celle où la maladie couve en quelque sorte, avant de se manifester par des symptômes appréciables. Quelle en est la durée ?

La période d'incubation varie beaucoup suivant les âges et suivant les saisons ; elle est beaucoup plus courte en été qu'en hiver, plus courte aussi sur les animaux jeunes que sur ceux qui sont âgés. Elle est ordinairement comprise entre 2 et 8 jours (moyenne de 4 jours).

La période d'incubation s'accuse par une modification dans l'état général du sujet, de l'inappétence (surtout pour les aliments solides), de la fièvre, des frissons, la voussure du dos, la diminution de la lactation, une irrégularité et même une disparition complète de la rumination. Ces symptômes sont surtout appréciables sur les animaux jeunes, et sur les animaux exposés à la contagion, mais ils passent souvent inaperçus. Dans les conditions ordinaires, en effet, on ne s'occupe guère d'un malaise passager, et il faut des symptômes bien visibles pour que l'on pense à suspecter une maladie, tandis que, s'il s'agit d'animaux faisant partie d'une exploitation infectée, le moindre changement dans les habitudes ou dans la santé générale fait dire : que ces animaux « vont avoir la cocotte ».

II. PÉRIODE D'ÉRUPTION. — La période d'éruption suit immédiatement, et elle commence par l'apparition de petites taches

rouges, d'ecchymoses, là où va se faire l'éruption, c'est-à-dire
à la bouche, dans les espaces interdigités et sur les trayons.

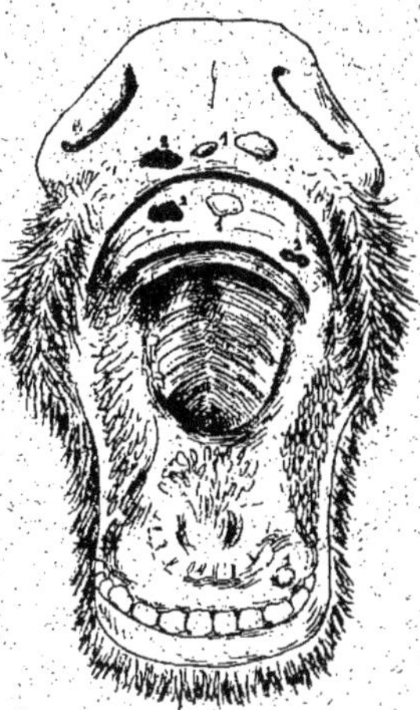

Fig. 1. — Aphtes de la Bouche
1. Vésicules ; 2. Aphtes ulcérés

La bouche devient chaude, sèche, douloureuse à l'explora-
tion ; la salive coule en longs filets par les commissures
des lèvres. Les animaux ont beaucoup de difficultés à effec-
tuer l'acte de la mastication, et rejettent les aliments qu'ils
viennent de prendre. De plus, ils font entendre un bruit
spécial de succion, qu'il suffit d'entendre pour diagnostiquer,
à distance, l'existence de la maladie. Ce bruit est absolument
caractéristique ; on peut le reproduire, avec assez de res-
semblance, en détachant lentement la langue du palais. Le
mufle et les ailes du nez sont chauds, et dépourvus de cette
rosée qui les recouvre chez les animaux en bonne santé.

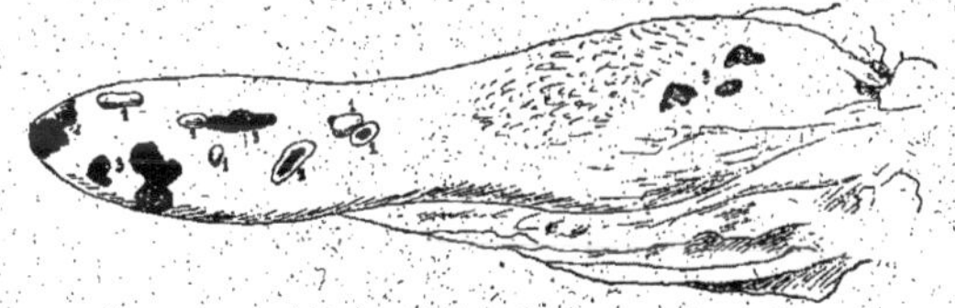

Fig. 2. — Aphtes de la Langue
1 et 2. Vésicules ; 3. Aphtes ulcérés ; 4. Epithélium récemment détaché.

Les aphtes apparaissent sur toutes les parties de la muqueuse buccale, à la face interne et sur le bord des lèvres,
à la face interne des joues, sur la langue, sur le palais, et
quelquefois sur le mufle (*fig. 1 et 2*). Ils sont plus ou moins

volumineux, tantôt du volume d'un pois, tantôt larges comme une pièce de cinq francs ; ils sont remplis d'un liquide transparent qui, après leur déchirure, se mêle à la salive.

C'est cette salive qui contient alors le germe de la contagion ; elle souille les aliments, la litière, et semble être l'agent de l'autoinoculation, la cause de l'apparition des aphtes dans l'espace intergidité. Cette localisation provoque une gêne très accusée de la marche ; l'animal reste plus longtemps couché, il semble marcher sur des épines. S'il reste à l'étable, il piétine sur place, l'appui est moins prolongé qu'autrefois ; il y a parfois une boiterie manifeste d'un ou de plusieurs membres. Le malade fait entendre de fortes plaintes, quand on le fait lever à force d'excitations ; quand il est debout, la plainte continue. Le dos reste voussé, les pieds postérieurs engagés sous le corps. On devine qu'il souffre beaucoup.

La localisation aux pieds (*fig.* 3) accompagne ou suit de très près l'éruption de la bouche.

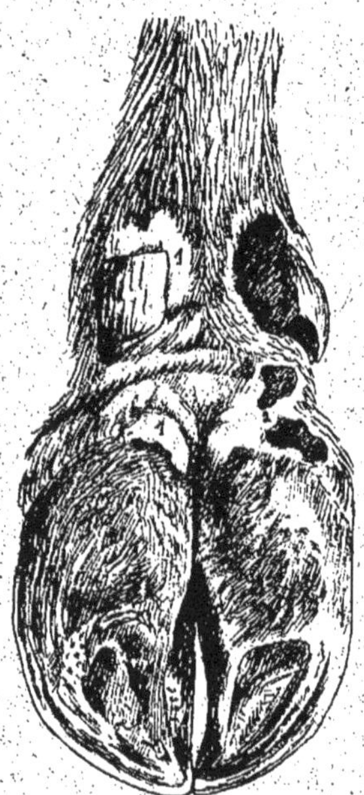

Fig. 3. — Aphtes du Pied
1. Vésicules ; 2. Aphtes ulcérés.

Chez les vaches laitières, l'éruption est fréquente sur les mamelles. C'est le trayeur qui est, inconsciemment, l'agent de la propagation du mal : il vient de manipuler des bêtes malades, il a encore du liquide virulent sur les doigts, et il va infecter les petites éraillures qui existent toujours sur les trayons, éraillures qui sont généralement insignifiantes, mais qui sont ici le lieu d'inoculation, comme si on avait déposé le virus à la pointe de la lancette.

Les trayons sont chauds, sensibles et gonflés ; l'animal se laisse traire difficilement, et bientôt les aphtes apparaissent. On les voit surtout sur les trayons, mais aussi, en quelques endroits isolés, sur la peau de la mamelle elle-même (*fig. 4*). Les aphtes sont toujours très petits, plus petits que dans la bouche et dans les espaces interdigités ; ils ne durent pas bien longtemps, et sont bientôt ouverts par le frottement de la litière ou de la main du trayeur.

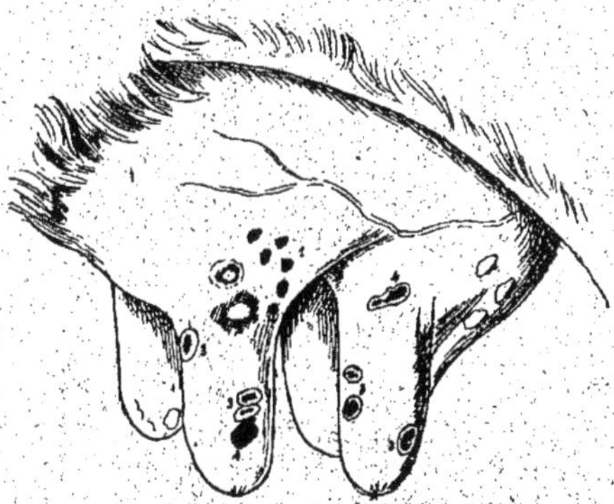

FIG. 4. — **Aphtes de la Mamelle**
1 et 2. Vésicules ; 3 et 4. Aphtes ulcérés.

La période d'éruption peut durer de 2 à 6 jours, quelquefois plus, lorsque ces diverses régions sont atteintes l'une après l'autre. En tout cas, les symptômes généraux apparaissent avec l'éruption, et disparaissent avec elle, à moins qu'il n'y ait des complications graves.

III. Période de cicatrisation. — Les aphtes de la bouche ne durent pas longtemps ; ils se détruisent par le frottement dû aux mouvements des lèvres et de la langue ou par le contact des aliments, et se rupturent le jour même de leur formation. La salivation est alors plus abondante et plus épaisse ; l'épithélium s'enlève facilement par larges plaques laissant à nu de vastes places excoriées. Ce sont des plaies rouges, irrégulières, saignant facilement quand l'animal essaie de manger, en raison de l'action irritante des aliments, et déterminant une certaine difficulté dans l'accomplissement de l'acte de la mastication et de la déglutition.

Les aphtes de l'espace intergidité se détruisent également fort vite, et laissent de petites plaies à bord saillant et à fond granuleux ; il y a, au-dessus de l'onglon, une sorte de bourrelet blanchâtre, qui suinte et rend la corne molle. La douleur est toujours très vive, et la station debout à peu près impossible ; des complications se produisent souvent, parce que ces plaies interdigitées sont constamment baignées par le purin ou souillées par le fumier. Elles suppurent longtemps et se cicatrisent lentement, en raison de la persistance des causes d'irritation.

La cicatrisation se produit généralement du huitième au dixième jour à compter de l'éruption. Quand il n'y a pas de complications, la maladie évolue complètement en huit ou quinze jours, suivant la gravité de l'éruption et suivant les régions qui sont le plus particulièrement atteintes. L'éruption de la bouche est celle qui guérit le plus rapidement.

Dans ces conditions normales et régulières, les pertes occasionnées par la maladie sont minimes, et se réduisent à une diminution passagère de l'embonpoint et de la lactation.

Complications

Les choses sont tout autres, quand il se produit des complications. Ces complications sont la conséquence d'une extension naturelle des lésions, ou bien de causes diverses telles que refroidissements ou fortes chaleurs, mauvaise hygiène, etc. Les chaleurs de l'été sont souvent la cause de complications, surtout quand les animaux sont laissés en plein soleil et sans abri, dans des pâturages. Des éruptions peuvent se former sur les muqueuses des cavités nasales, de la gorge, et aussi de l'estomac et des intestins. Cette dernière complication est rare sur les animaux adultes, mais elle est fréquente sur les jeunes animaux, qui se sont infectés en absorbant du lait dans lequel tombent, pendant la traite, les croûtes des aphtes des trayons. Cette localisation gastro-intestinale est souvent mortelle. Il survient une diarrhée liquide et abondante, souvent sanguinolente, qui épuise rapidement les animaux ; la fièvre est intense, l'abattement profond, l'amaigrissement rapide, et la mort survient au bout de deux ou trois jours.

En dehors de ces localisations internes, la présence des aphtes sur les trayons rend la traite difficile, sinon impossible ; il peut en résulter des mammites plus ou moins graves, qui aboutissent à la perte d'un ou de plusieurs trayons.

Des complications podales sont assez fréquemment observées. Les plaies qui suivent les aphtes de l'espace interdigité sont constamment souillées par le fumier et le purin, elles s'infectent facilement, et, au lieu de se cicatriser, se compliquent de lésions des tendons, des articulations du pied, et même de l'inflammation de ces articulations ; la région de la couronne grossit, des abcès s'y forment, l'appui est impossible, et le décubitus permanent. Les animaux s'excorient de toutes parts, ne mangent plus, et succombent bientôt d'étisie et d'épuisement. On a vu aussi quelquefois la chute des onglons, complication incurable, qui ne relève que de l'abatage immédiat.

Les femelles pleines peuvent avorter, soit pendant la maladie, soit pendant la convalescence ; elles se délivrent souvent mal. Il en résulte des lésions de la matrice, et un amaigrissement progressif.

— Cette année, la fièvre aphteuse semble avoir revêtu un caractère tout particulier. Son évolution est excessivement bénigne, et sa gravité très minime, à tel point que, dans certains cas, elle peut passer inaperçue, et que les animaux peuvent avoir la cocotte, sans que les symptômes soient appréciables. Mais il ne faut pas se fier à cette bénignité, et en tirer cette conclusion qu'il est inutile de prendre des mesures sanitaires pour arrêter la propagation de la maladie.

Lors de la grande épidémie de 1899 à 1902, la fièvre aphteuse fut, au début, excessivement bénigne, aussi bénigne qu'actuellement ; mais, à la fin, elle prit soudainement un caractère grave qu'on ne lui connaissait pas encore. Elle causait de nombreuses mortalités, qui étaient dues, non plus à des complications classiques, telles qu'arthrites phalangiennes ou localisations gastro-intestinales, etc. Dans certaines localités, dans certaines exploitations, on perdait le tiers, le quart de l'effectif de la vacherie. Nous avons vu, dans une commune de la Somme, deux fermes où la mortalité atteignit la moitié des animaux. Et, chose bizarre, les malades succombaient brusquement, en quelques minutes. Ils chancelaient et étaient pris de mouvements convulsifs; la respiration devenait dyspnéique et, après quelques secousses, ils mouraient.

On fut d'abord dérouté par la soudaineté de ces accidents ; on crut devoir les rattacher à la fièvre charbonneuse ou au typhus, de sinistre mémoire. Il n'en était rien ; il s'agissait simplement d'un empoisonnement de l'organisme par les toxines secrétées par l'agent de la cocotte. Ces toxines, pour des raisons encore inconnues, produisaient la paralysie du nerf pneumogastrique, provoquaient un arrêt brusque des mouvements du cœur et du poumon, et la mort immédiate.

Nous le répétons, la maladie est actuellement bénigne ; mais nul ne saurait dire si nous ne reverrons pas, dans un avenir plus ou moins éloigné, ces mortalités foudroyantes et désastreuses.

Modes de contagion de la cocotte

La cocotte ne vient pas seule, elle ne naît pas spontanément. La vieille théorie des fatigues des voyages à pied ou en chemin de fer, de la mauvaise alimentation et de la privation de boisson doit être définitivement abandonnée. Une seule théorie est désormais admissible, c'est celle de la contagion.

La fièvre aphteuse est contagieuse ; elle est fonction d'un microbe, que l'on ne connaît pas encore, que l'on ne peut ni déterminer à l'examen microscopique, ni cultiver en bouillon de culture, mais dont l'existence est surabondamment démontrée, et dont l'entrée dans l'organisme suffit à provoquer l'éclosion des phénomènes qui sont les symptômes de la maladie.

Du reste, la cocotte est parfaitement inoculable. On peut la transmettre, soit en frottant une plaie récente, soit en badigeonnant la muqueuse buccale d'un animal, avec la bave d'un malade ou avec le liquide des aphtes.

La contagion est donc la cause efficiente. A côté de cela, il y a de nombreuses causes qui favorisent l'apparition de la cocotte. L'une des plus certaines dans ses effets est l'introduction, dans une étable saine, d'un animal malade ou en puissance de maladie, c'est-à-dire contaminé. Il arrive assez souvent que des propriétaires, voyant une de leurs bêtes prise de maladie, se hâtent, par une singulière aberration d'esprit, de se débarrasser des sujets qui étaient destinés à une vente prochaine. Ces sujets ne sont pas encore malades, ils n'ont pas encore de symptômes appréciables, mais ils n'en sont pas moins contaminés ; ils deviendront malades quelques jours plus tard et porteront la cocotte dans les étables de leurs acquéreurs.

Il n'est pas nécessaire que des malades cohabitent longtemps avec des animaux sains pour les infecter. Il suffit d'un contact de quelques minutes, dans les habitations, les

chemins, les abreuvoirs, les pâturages, sur les foires et
marchés, dans les remises, les wagons, etc. ; il suffit que
les animaux sains flairent les malades, ou que ceux-ci
lèchent ceux-là. Il suffit aussi du passage sur une litière
infectée, ou sur une route qu'a traversée un troupeau
malade.

On a vu des animaux, récemment guéris, transmettre la
maladie, parce qu'ils étaient encore porteurs de produits
morbides, desséchés mais encore vivants, restés adhérents
aux régions où ils avaient été secrétés.

Les personnes peuvent également transporter la maladie
d'une étable infectée à une étable saine ; dans les conditions
ordinaires de la pratique, c'est un des meilleurs moyens de
propagation. Les chaussures, les mains, les habits des personnes qui ont manipulé des animaux malades, et qui n'ont
pas été l'objet d'une désinfection sérieuse, restent couverts
de germes morbides et peuvent importer la cocotte dans des
étables saines ; nombreux sont les cas où des bouchers, des
marchands de bestiaux, des garçons de cour se sont faits,
inconsciemment, mais sûrement, d'excellents propagateurs
de la maladie.

On a vu la maladie se transmettre à de grandes distances
par l'intermédiaire de fourrages souillés ; c'est ce qui est
arrivé pour l'Ecole nationale vétérinaire d'Alfort, il y a
quelques années.

En somme, la contagion peut avoir lieu par l'intermédiaire
de tout objet solide ou de tout liquide imprégné ou mélangé
de virus. Le virus peut entrer dans l'organisme, ou bien par
l'appareil digestif, ou bien par une plaie, par une simple
éraillure de la peau.

Le transport du bétail dans des wagons ayant contenu des
animaux aphteux, et insuffisamment désinfectés, est aussi
un des meilleurs moyens de transmission de la maladie ; il
en est de même du simple passage sur des quais d'embarquement infectés. Toutefois, nous devons faire remarquer
que, sur le réseau du Nord, les wagons et les quais sont
généralement bien désinfectés ; il est facile de voir que les
wagons sont propres. Nous savons que les inspecteurs et les
commissaires de surveillance tiennent la main à ce que l'on
n'embarque jamais d'animaux dans les wagons qui n'auraient pas été renvoyés aux centres de désinfection ; les
chefs de gare qui autoriseraient cet embarquement le feraient
à leurs risques et périls, et pourraient être poursuivis.

— Quand la cocotte est entrée dans une étable, tous les
animaux qui y sont contenus sont successivement atteints ;

quelques-uns y échappent, mais c'est l'infime exception. Et encore, ne serait-il pas plus juste de dire que la maladie a évolué, dans ce cas, avec une telle bénignité, qu'elle ne s'est pas manifestée par des symptômes appréciables, qu'elle a passé inaperçue ?

Il y a, du reste, avantage, et cela pour gagner du temps, à donner la maladie en même temps à tous les animaux de l'étable. On y arrive par le simple procédé suivant : il suffit de badigeonner la muqueuse buccale des bêtes indemnes avec un linge dur et rugueux imprégné de la bave d'un malade. La maladie apparaît alors avec ses caractères ordinaires, ni plus grave, ni plus bénigne que par la contagion naturelle.

Rôle du Marché de la Villette
dans la propagation de la maladie

Dans toutes les apparitions de fièvre aphteuse, le marché de la Villette a toujours joué un rôle néfaste ; c'est lui qui s'est toujours chargé de disperser la maladie en différents points de la France. Dans l'épizootie actuelle, il en a été de même.

La maladie était d'abord localisée dans les départements de l'Ouest, dans les Deux-Sèvres notamment, et des animaux, malades ou contaminés, venant de ces départements, eurent tôt fait d'infecter le marché de la Villette, dès juillet 1906. Des mesures sévères furent prises par la Préfecture de police ; une désinfection, aussi complète que possible, fut faite au marché et dans les écuries du marché, et la fièvre aphteuse disparut de la Villette. Mais cette accalmie ne dura pas longtemps, et la maladie reparut quelque temps après ; elle y sévit encore, à l'heure où nous écrivons ces lignes, avec la même intensité et avec la même fréquence que lors de la première alerte, mais avec cette différence, toutefois, que l'Administration de la Ville de Paris n'a pas cru devoir prendre les excellentes mesures qui avaient déjà été appliquées.

La sortie des animaux de la Villette n'est pas réglementée, et c'est aux Administrations des départements tributaires de ce marché à se garantir elles-mêmes, pour prévenir l'importation de la maladie. Nous devons dire que presque toutes le font, en n'autorisant l'entrée des animaux sur leur territoire qu'à destination directe des abattoirs, ou en ne permettant leur réception sur un marché d'approvisionnement qu'à des conditions sévères et défensives, jugées suffisantes pour empêcher la propagation de la fièvre aphteuse.

— Le marché de la Villette est donc le meilleur propagateur de la fièvre aphteuse. Ce marché n'est plus, en effet, comme il le fut pendant longtemps, un centre d'approvisionnement en animaux gras à destination des abattoirs ; c'est, en réalité, un marché où l'on vend de tout, aussi bien des animaux maigres que des bêtes grasses. Ces animaux, sinon infectés, tout au moins contaminés, s'en vont aux quatre coins de la France, et emportent avec eux les germes de la maladie.

A la fin de 1906, les éleveurs de l'Ouest ont cru devoir vider leurs étables, par crainte ou par suite de fièvre aphteuse, et ils ont envoyé de nombreux animaux à la Villette. De ces forts arrivages, il est résulté momentanément une baisse importante de prix, de sorte que, à certains jours, les cours de la Villette furent inférieurs à ceux des marchés de province. Cela tenta évidemment les éleveurs et nourrisseurs de nos départements ; on alla acheter à la Villette, on paya moins cher qu'ailleurs, on fit de bons marchés, mais on ramena la cocotte avec toutes ses conséquences et ses ennuis, de sorte que, bien souvent, les bons marchés sont devenus très mauvais et ont occasionné des pertes importantes.

Cultivateurs, prenez donc garde ! N'allez pas acheter des animaux maigres à la Villette, sous prétexte qu'à la suite de forts arrivages de l'Ouest, les prix sont moins élevés qu'ailleurs. En ramenant du bétail de ce marché, vous avez neuf chances sur dix d'importer la cocotte dans votre exploitation et dans votre commune.

— Il faudrait qu'une réglementation sévère intervînt au sujet de la Villette, et notamment que ce marché soit exclusivement un marché d'approvisionnement pour les abattoirs. On a demandé que ce soit un marché métropolitain, c'est-à-dire réservé à l'approvisionnement des seuls abattoirs de la Ville de Paris. Ce serait exagéré, et jamais les pouvoirs publics n'oseront proposer et appliquer pareille chose, en raison des perturbations que cela amènerait dans les habitudes commerciales, et du changement des cours qui en résulterait. Mais ce qui est indispensable et parfaitement raisonnable, c'est que le marché de la Villette soit un marché d'approvisionnement exclusif pour les abattoirs en général, tant provinciaux que parisiens, et qu'il soit défendu d'y exposer et d'y vendre des animaux maigres, destinés à repeupler des étables ou des pâturages.

Il serait aussi désirable que l'on appliquât à la Villette, en cas d'infection, les mêmes mesures que l'on applique aux marchés de province, en vertu des obligations édictées par l'article 94 du règlement d'administration publique du 6 octobre 1904. Voici ce que dit cet article 94, en son alinéa *in fine* :

« Les animaux appartenant à d'autres propriétaires, qui ont été en contact, sur le marché ou dans les écuries d'auberges, avec les malades, sont marqués aux ciseaux, et ne peuvent sortir du marché qu'avec un laissez-passer délivré par le vétérinaire-inspecteur. Ce laissez-passer lui est renvoyé dans le délai de cinq jours, revêtu du visa du maire de la commune où les animaux ont été conduits. Dès l'arrivée des animaux, le maire de ladite commune informe le vétérinaire sanitaire, qui visite les animaux et adresse son rapport au préfet. »

Si cette mesure était parfaitement appliquée à la Villette, le service sanitaire pourrait surveiller ces animaux contaminés au sens strict du mot, et par conséquent suspects, et prendre à leur égard telles mesures qui seraient jugées convenables en raison du danger qu'ils présentent, telles que visite, prise de signalement ,et même séquestration pendant quelques jours. Au lieu de cela, on leur donne la liberté la plus absolue, ils peuvent circuler partout, et, grâce aux changements des feuilles d'expédition sur le parcours, on ne sait jamais, quand ils arrivent dans une gare quelque peu éloignée de Paris, s'ils viennent de la Villette ou d'un département voisin de la Seine.

En novembre 1906, à la suite d'une démarche faite auprès de lui par l'Association des vétérinaires départementaux, M. le Ministre de l'Agriculture avait promis de prendre des mesures réglementant la sortie des animaux ayant passé par la Villette. Nous voici en février 1907, à une époque où le repeuplement des prairies va nécessiter des transactions commerciales considérables, et il n'y a encore rien de changé à l'état de choses ancien. C'est très regrettable.

Immunité et Inoculation

Une première atteinte de la fièvre aphteuse donne-t-elle l'immunité complète et absolue ? Non.

Il y a certainement une certaine immunité conférée par une première atteinte, mais cette immunité n'est ni complète, ni de longue durée ; elle ne dépasse guère quelques mois, un an tout au plus. On a même vu la maladie atteindre les mêmes sujets deux fois et même trois fois dans la même année ; il y a, à l'appui de ces assertions, des faits absolument précis et parfaitement contrôlés.

Cependant, chose remarquable, les atteintes ultérieures sont toujours moins graves que la première, à tel point que la maladie, frappant pour la deuxième fois, et, à plus forte raison, pour la troisième fois, les mêmes individus, a pu passer inaperçue. Aussi les éleveurs, qui achètent de grandes quantités d'animaux au printemps, pour charger leurs pâturages, recherchent-ils de préférence, et avec raison, ceux qui ont déjà payé leur tribut à la cocotte.

On a souvent parlé de la possibilité de trouver un moyen quelconque, qui permettrait de vacciner les animaux contre la fièvre aphteuse ; il est possible qu'on arrive à le connaître, mais on ne saurait avoir une grande confiance en ce procédé, en raison de la faible durée de l'immunité conférée par une première atteinte de la maladie naturelle.

L'inoculation est indiquée dans certains cas, notamment quand la cocotte débute dans une exploitation, ou dans une étable ; il est alors utile, pour gagner du temps, de donner la maladie à tous les animaux en même temps. Il est presque impossible, dans une ferme, à cause de la facilité de contagion de la maladie, d'isoler telle ou telle étable, et de faire en sorte que l'agent virulent n'y entre pas ; pratiquement il ne faut pas y compter, et il est bien préférable, ainsi que nous l'avons dit ailleurs, de donner la fièvre aphteuse à tous les animaux en même temps. Il est bien prouvé, du reste, que la maladie, communiquée dans ces conditions, n'est ni plus grave, ni plus longue que la maladie contractée naturellement.

Transmission à l'Homme

On sait parfaitement, aujourd'hui, que la fièvre aphteuse peut se tansmettre à l'homme ; les exemples de ces faits abondent dans les annales de la science. En Allemagne, dès 1834, la transmission à l'homme est établie ; puis, plus tard, en France, en Angleterre, etc., la contagion n'est plus mise en doute. Il suffit de citer les noms de Chauveau, de Viseur, de Nocard et Leclainche, pour qu'on ait la certitude que l'espèce humaine peut contracter la cocotte.

La transmission se fait souvent par l'ingestion de lait cru provenant de bêtes aphteuses. Le trayeur, en manipulant les trayons, fait tomber, en même temps que le lait, les croûtes qui se sont formées sur les plaies résultant de l'ouverture des aphtes. Ces croûtes, qui contiennent l'agent morbide, transmettent la maladie. L'homme présente alors des aphtes dans la bouche, avec accompagnement de fièvre, de diarrhée. La maladie peut quelquefois être mortelle, surtout chez les enfants.

L'inoculation peut également se faire, quand des produits aphteux infectent les plaies. On a vu la maladie apparaître sur des personnes ayant marché pieds nus sur les fumiers ou les litières des fermes infectées, sur des personnes qui avaient soigné des bêtes malades, ou sur des bouchers qui les avaient travaillées. Toutefois, ces cas de transmission accidentelle sont relativement rares, si on les compare aux cas de transmission par ingestion de lait infecté.

Il est très facile de se préserver de la contagion. Il suffit de n'utiliser le lait douteux qu'après lui avoir fait subir l'ébullition ; c'est, du reste, une règle générale qui devrait s'appliquer à l'usage de tous les laits, quelle qu'en soit l'origine, et quelle que soit la certitude que l'on ait du bon état de santé des vaches qui l'ont fourni. Quand on aura manié ou soigné une bête malade, il est tout indiqué de se nettoyer les mains avec une solution antiseptique quelconque, eau boriquée, eau lysolée ou eau crésylée par exemple ; les plaies, les excoriations, les crevasses, seront soigneusement cautérisées.

Traitement de la fièvre aphteuse

Dans de nombreuses exploitations, on ne fait subir aucun traitement, on ne donne aucun soin médical aux bêtes malades ; on se contente de les soumettre à un régime approprié à leur état, et à une bonne hygiène.

Il est tout indiqué de leur distribuer des aliments de facile préhension, de facile mastication, et de facile digestion (barbotages, racines cuites, pulpes, etc.). Quand on le pourra, on leur donnera des fourrages verts ; si la saison le permet, il faut les mettre au pâturage, quitte à les rentrer pendant la nuit ou pendant les heures chaudes de la journée. Il y aura, du reste, un grand avantage, pour la rapide cicatrisation des aphtes interdigités, à ne pas les laisser constamment baignés par le purin et le fumier. La constipation, en hiver surtout, accompagne souvent la fièvre aphteuse ; on la combattra par des lavements, et par l'administration de laxatifs légers (sulfate de soude, par exemple, donné à doses modérées et répétées).

En dehors de ce régime, il y a un avantage certain à soigner directement les aphtes. Divers moyens ont été préconisés ; ils donnent tous de bons résultats, on n'a que l'embarras du choix. Le mélange de miel et de vinaigre, les solutions aqueuses d'acide chromique à 5 pour 100, de permanganate de chaux à 10 pour 100, sont employés en lotions sur les régions atteintes, notamment sur les plaies des lèvres, en les badigeonnant avec un tampon trempé dans la solution employée. En quelques jours, les plaies sont cicatrisées.

Les APHTES DES TRAYONS demandent un traitement spécial. Il faut, après chaque traite, laver avec une solution

antiseptique tiède et faible, et recouvrir de produits astrin-
gents (pommade à l'oxyde de zinc). La douleur causée par
le contact des mains rugueuses du trayeur est quelquefois telle, que les animaux refusent de se laisser traire ;
il peut en résulter des engorgements du pis, des mammites, et, dans certains cas, la perte d'un ou de plusieurs trayons. Il est alors tout indiqué de faire sortir le lait
au moyen des tubes trayeurs, que tout le monde connaît. Ce
sont des sondes creuses (*fig. 5 et 6*), que l'on introduit dans

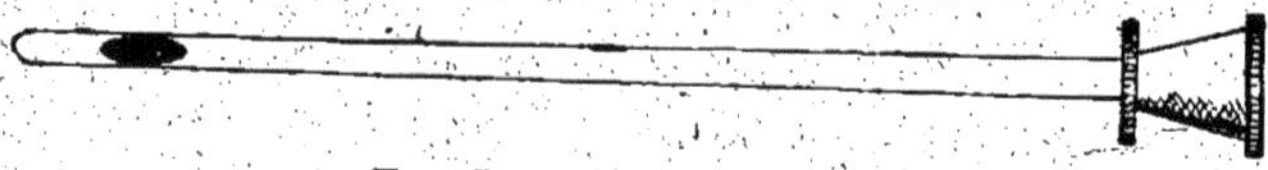

FIG. 5. — Sonde trayeuse

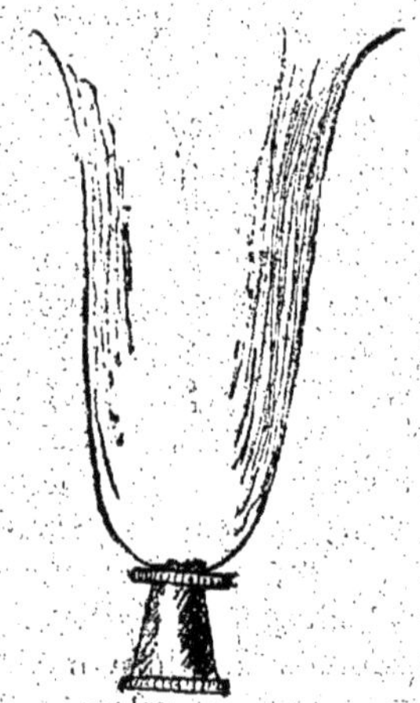

FIG. 6. — Sonde adaptée au trayon

le trayon, et qui ont pour effet de supprimer la résistance
du sphincter, situé à l'extrémité terminale de l'organe, qui
constitue le seul obstacle s'opposant à la sortie du lait.

Il faut toutefois agir le plus aseptiquement possible, en
faisant une toilette complète de l'organe, et en ne se servant
que de sondes stérilisées par le passage dans l'eau bouillante,
à seule fin de ne pas porter dans la mamelle des agents
microbiens, qui pourraient y provoquer des inflammations
plus ou moins graves.

Les APHTES DES PIEDS exigent des soins particuliers :
c'est là surtout qu'une intervention bien comprise est indispensable. Il faut tenir les extrémités malades dans le plus

grand état de propreté ; on les lavera tous les jours avec une solution antiseptique d'une faible causticité. L'eau de chaux agit bien, mais elle semble exercer une action corrosive trop accusée sur la peau des extrémités, et il vaut mieux se servir d'une solution de sulfate de cuivre à 5 ou 6 pour 100. On pourrait aussi faire — en incorporant le sulfate de cuivre dans du miel ou de la vaseline — une pommade dont on déposerait une couche dans l'espace interdigité. Le goudron végétal peut également remplir le but.

Les décollements de la corne sont une des complications les plus fréquentes de la maladie. On enlèvera toute la corne décollée, et l'on fera des pansements appropriés. Cela est, du reste, du ressort exclusif du vétérinaire, qui doit être appelé pour remédier à ces complications, et pour prévenir l'extension du mal aux ligaments et aux articulations.

— Certains médicaments ont été préconisés comme spécifiques de la fièvre aphteuse ; l'acide chromique, le lysol, le crésyl, etc.

Le traitement à l'acide chromique a été recommandé par le docteur Jarre, dans une communication faite à l'Académie de Médecine. Il faut employer l'acide, chimiquement pur, en solution concentrée à 33 pour 100. Ce traitement amènerait la cessation rapide et définitive des phénomènes morbides.

D'après le docteur Jarre, « la cautérisation des aphtes de la bouche par l'acide chromique détruit immédiatement la sensibilité extrême des surfaces ulcérées, et, cinq minutes après l'application du caustique, on voit les animaux manger sans difficulté, alors que, depuis plusieurs jours, ils avaient refusé de prendre une nourriture quelconque. Il est bien rarement nécessaire de renouveler le traitement et, généralement, la guérison est complète après une seule application d'acide chromique.

« Aux pieds, la cautérisation des plaies par l'acide chromique est également suivie d'une prompte sédation de la douleur ; mais la guérison complète n'est souvent obtenue qu'après une deuxième, quelquefois même une troisième ou une quatrième cautérisation.

« La guérison des ulcérations aphteuses par les cautérisations au moyen de l'acide chromique a toujours eu, comme corollaire, l'absence de complications inflammatoires secondaires. »

Le docteur Jarre avait établi, pour expliquer les effets de l'acide chromique, une théorie très séduisante sur les effets de l'agent pathogène de la cocotte. La voici : « Contrairement à l'opinion courante, la fièvre aphteuse ne serait pas une maladie générale avec lésions locales secondaires ; ce serait, au contraire, une maladie locale dont l'agent pathogène, cultivant dans le sérum, secréterait des toxines qui produiraient une infection spécifique avec troubles généraux symptomatiques de l'état local. La destruction des germes morbides aux lieux d'inoculation pourrait donc, en supprimant l'agent producteur de toxines nuisibles à l'organisme, entraîner la disparition des troubles généraux et la guérison rapide de la maladie. »

Quoi qu'il en soit de cette théorie, présentée par un des maîtres de la stomatologie humaine, il est certain que l'acide chromique, employé sur une vaste échelle lors de la dernière épizootie, a paru hâter la cicatrisation des aphtes, et prévenir les complications qui sont souvent la conséquence de la fièvre aphteuse.

Nous devons ajouter que le permanganate de chaux à 10 pour 100, préconisé par M. Cozette, vétérinaire à Noyon (Oise), a paru donner les mêmes bons résultats.

Le lysol est fort avantageusement employé, soit sous forme de pommade à 3 pour 100, soit en pulvérisations abondantes à 1,5 pour 100.

Le crésyl s'emploie à raison d'une forte cuillerée à bouche par litre d'eau *bouillie*. Arroser, au moyen d'un arrosoir muni de sa pomme, les pieds des animaux, en dirigeant le jet au-dessous du genou ou du jarret, de façon que la solution coule le long du membre et vienne imbiber tout le pied, ainsi que la paille de la litière.

Mesures prophylactiques

Pour prévenir la maladie, il faut : 1° ne pas aller la chercher, 2° empêcher qu'on vous l'apporte.

Cultivateurs, n'allez donc pas voir chez le voisin infecté ce qui s'y passe, ne cherchez pas à vous assurer si ses animaux sont très malades ; vous risqueriez fort, par votre curiosité, de ramener la maladie dans votre ferme.

Empêchez les poules et les chiens des maisons infectées d'entrer chez vous ; ils ont passé sur les litières et les fumiers, et leurs extrémités sont certainement couvertes de germes morbides.

Si vous prenez à votre service, un garçon de cour sortant d'une ferme où la cocotte sévissait, faites désinfecter ses vêtements, avant de le laisser entrer dans vos étables.

Il est indiqué de ne pas laisser pénétrer, dans les étables saines, les marchands, bouchers, etc., qui viennent peut-être de manipuler des bêtes malades, et dont les blouses et les chaussures sont éminemment dangereuses à ce point de vue.

Les bêtes nouvellement achetées seront mises en quarantaine, isolées dans une étable à part, et soignées par un personnel qui n'aura pas de rapports avec les autres animaux. Et cela pendant une huitaine de jours, jusqu'à ce que l'on soit bien certain qu'elles ne seront pas malades. On prendra les mêmes mesures pour les bêtes que l'on aurait conduites au marché, et qui n'auraient pas été vendues.

Enfin, dernier moyen qui a fait ses preuves comme efficacité : il faut déposer à la porte principale de la ferme et aux portes des étables, une forte couche de chaux en poudre, que l'on renouvellera aussi fréquemment que possible. Les bêtes et les gens qui entrent ou qui sortent de la ferme, seront obligés de désinfecter leurs onglons ou leurs chaussures, en passant dans cet excellent antiseptique. La même précaution sera d'ailleurs indiquée pour les exploitations infectées, et sera d'un grand appoint pour prévenir la propagation de la maladie.

Si vous appliquez convenablement toutes ces mesures de précaution, vous aurez bien des chances d'échapper au fléau.

Police sanitaire

Quand on a la fièvre aphteuse dans son exploitation, il faut immédiatement en faire la déclaration au Maire de la commune. Pour prendre les mesures de prophylaxie, de garantie, de protection, l'Administration a besoin de connaître au plus vite les endroits où la maladie s'est déclarée.

Certains cultivateurs ne font la déclaration qu'après le charroi de leurs fumiers, ou lorsqu'ils se sont débarrassés des animaux qui avaient été préparés en vue d'une vente prochaine. Ils risquent, en procédant de cette façon, de propager la maladie et, de plus, ils s'exposent à des poursuites judiciaires, sur lesquelles peuvent se greffer des actions civiles en dommages-intérêts. Cela peut les conduire très loin.

La déclaration faite, il faut isoler et séquestrer les animaux malades. L'autorité municipale appellera, si le propriétaire ne l'a déjà fait lui-même, le vétérinaire sanitaire, qui indiquera quelles sont les mesures prophylactiques propres à localiser la maladie dans la ferme infectée, et à l'empêcher de gagner les exploitations voisines.

Le Maire prévient en même temps l'Administration préfectorale. Le Préfet prend un arrêté portant déclaration d'infection des locaux ou des pâturages où se trouvent les animaux malades, et déterminant le périmètre où les mesures de prophylaxie seront applicables.

La détermination de ce périmètre est très importante, et les dernières instructions ministérielles recommandent de ne pas se borner, si les circonstances l'exigent, si plusieurs exploitations se trouvent englobées l'une dans l'autre, à séquestrer seulement la ferme infectée, mais à étendre cette mesure à plusieurs exploitations. Dans certains cas même, il est indiqué de comprendre toute la commune dans le périmètre infecté. Cela s'explique.

En effet, bien souvent, avant leur séquestration, avant même qu'ils n'aient eu les symptômes bien apparents par lesquels se décèle la maladie, les animaux aphteux ont eu des rapports, soit directs, soit indirects, avec les animaux des exploitations voisines, et, dès lors, il y a bien des chances pour que, quelques jours après, ces derniers deviennent malades à leur tour.

Il faut donc faire rapidement la part du feu, de façon à circonscrire le foyer. C'est au vétérinaire sanitaire qu'il appartient de renseigner l'Administration sur la nécessité d'étendre le périmètre, et sur les limites qu'on doit lui assigner.

Les animaux compris dans le périmètre déclaré infecté, doivent être recensés et marqués s'il y a lieu, de façon qu'il n'y ait pas de fuite, et qu'à chacune des visites, le vétérinaire sanitaire puisse s'assurer qu'aucun animal malade ou suspect n'a pas quitté l'exploitation.

Des écriteaux bien apparents, portant ces mots « FIÈVRE APHTEUSE », seront apposés aux portes des exploitations contaminées, de même qu'aux limites des communes infectées, sur les routes qui y donnent accès, afin que les étrangers sachent que, là, il y a danger.

Il est interdit de vendre les animaux malades, sauf pour la boucherie ; en effet, la maladie n'est pas tellement grave qu'il soit dangereux de consommer la viande des animaux aphteux. Mais les animaux malades doivent être abattus dans la localité même ; on n'a pas le droit de les envoyer dans les abattoirs de la ville voisine, car, pendant le trajet, on risquerait fort de propager la maladie.

Les animaux contaminés, c'est-à-dire ceux qui, sans être encore malades, ont été exposés d'une façon quelconque à la contagion, et, d'une façon générale, ceux qui sont compris dans le périmètre déclaré infecté, peuvent aussi être vendus pour la boucherie, mais on peut les envoyer dans un abattoir public étranger à la localité. Le transport ne peut avoir lieu qu'en chemin de fer ou en voiture.

Le vétérinaire sanitaire, chargé de la surveillance du périmètre infecté, délivre un laissez-passer indiquant exactement le signalement et le nombre des animaux à destination de l'abattoir. Ce laissez-passer est visé par le Maire, et il doit être retourné à ce dernier dans le délai de cinq jours, avec un certificat délivré par le vétérinaire inspecteur de l'abattoir où les animaux ont été conduits, et attestant qu'ils ont été réellement abattus.

Quand la maladie prend une grande extension, le Préfet peut prendre un arrêté interdisant la tenue de tel ou tel marché, ou la tenue de réunions où sont exposés ou mis en vente des animaux susceptibles de contracter la fièvre aphteuse. Le Préfet peut aussi interdire, jusqu'à nouvel ordre, la tenue des foires et marchés dans un périmètre plus ou moins étendu.

Toutefois, il ne faut pas se dissimuler que cette mesure n'a pas toujours l'efficacité que l'on serait tenté de lui accorder à première vue. En effet, la fermeture des marchés ne supprime pas les transactions commerciales. Les marchands vont de ferme en ferme acheter les animaux, passent d'une étable infectée dans une étable saine sans prendre, la plupart du temps, les mesures les plus élémentaires de désinfection, et se font, par conséquent, inconsciemment ou non, d'excellents propagateurs de la maladie.

Le Préfet peut aussi ordonner que les porcs ne pourront circuler qu'en voiture ; il est du reste des départements, comme celui de la Somme en particulier, où cette mesure est appliquée d'une façon permanente.

L'arrêté déclaratif d'infection est levé, quand il s'est écoulé quinze jours depuis la guérison du dernier cas, et après constatation de l'accomplissement de toutes les mesures relatives à la désinfection.

Désinfection. — Elle est très importante, puisqu'elle assure la destruction des germes pathogènes ; elle est le principal adjuvant des mesures sanitaires de prophylaxie. L'arrêté ministériel donne la liste des agents désinfectants qu'il convient d'employer. Ce sont : le bichlorure de mercure ou sublimé, en solution à 1 pour 100, additionné d'acide chlorhydrique à 5 pour 100 ; — l'hypochlorite de soude commercial au dixième, c'est-à-dire un litre d'hypochlorite avec neuf litres d'eau ; — le lait de chaux préparé, au moment de l'emploi, avec de la chaux vive dans la proportion de 10 pour 100 ; — l'eau bouillante projetée à l'aide de la vapeur sous pression.

En dehors de ces agents légaux, on peut encore employer le permanganate de potasse, l'acide phénique, le sulfate de cuivre, l'acide sulfureux, le lysol, le crésyl, le chlore gazeux, le formol, etc.

Les désinfectants les plus commodes et les moins coûteux sont l'eau lysolée ou crésylée forte, le lait de chaux et l'hypochlorite de soude.

Le lysol surtout, est d'un emploi avantageux. On l'utilise en solution à 3 pour 100, projetée partout et avec force, de manière qu'elle puisse pénétrer dans tous les interstices de l'étable et recouvrir toutes les surfaces de cette dernière. Le meilleur moyen est de projeter la solution lysolée avec un pulvérisateur puissant.

La solution lysolée à 3 ou 4 pour 100 est recommandée dans une Ordonnance du Préfet de police en date du 7 mars 1896.

La désinfection, en matière de fièvre aphteuse, est relativement facile, par suite de la faible résistance que le virus de la maladie offre aux différents antiseptiques ; mais, en raison de sa facile dissémination, il faut employer les agents désinfectants en grande quantité.

Comment faut-il désinfecter ?

Les pâturages se désinfectent par l'action oxydante de l'air ; il faudra, toutefois , avoir bien soin, au préalable, d'épandre les excréments, de façon à rendre cette action oxydante plus rapide et plus efficace.

Les litières seront abondamment arrosées avec le désinfectant choisi. La destruction des germes dans les litières et les fumiers est très importante en matière de cocotte. Pour le purin, on l'additionnera de l'agent choisi, dans la proportion de 10 pour 100.

Les voitures de transport, les wagons, seront grattés, lavés à grande eau sous pression, et copieusement arrosés avec la même substance désinfectante.

Les locaux qui ont contenu des animaux malades demandent des soins particuliers. Il faut gratter les murs, sol, mangeoires, râteliers, puis laver à grande eau, et arroser avec un antiseptique. Le meilleur agent pour les locaux serait l'acide sulfureux, produit par la combustion du soufre à l'air libre. Son emploi n'est pratique que dans les exploitations, malheureusement trop peu nombreuses, où les locaux sont complétement clos. Les produits du grattage, soigneusement ramassés et mis en tas, sont traités comme les fumiers et les litières.

Les emplacements des foires et marchés devraient être désinfectés après chaque réunion, au lieu d'être simplement nettoyés au balai, ce qui est notoirement insuffisant. Mais pour cela, il faudrait que ces emplacements fussent pavés, et chacun sait que presque tous nos marchés sont en terre battue.

— Il existe différents modèles de pulvérisateurs qui projettent, sous forme d'un fin brouillard, les solutions antiseptiques, même les plus épaisses. On doit poursuivre la désinfection jusqu'à ce que le liquide ruisselle le long des murs.

La machine à désinfecter « *Fix* », de M. Frédéric Albin Loebel est à recommander dans les moyennes et les grandes exploitations. Sa force de projection est considérable (jusqu'à 25 atmosphères en employant le levier).

CONCLUSION

Les mesures sanitaires que nous avons énumérées plus haut, peuvent être considérées, à plusieurs points de vue, comme draconiennes ; elles ne le sont certes pas trop, en raison de la facilité de propagation de la fièvre aphteuse.

Nous pouvons affirmer que nous sommes suffisamment armés contre la cocotte. Si la maladie se propage, malgré les efforts du service sanitaire, c'est que les mesures qu'il préconise ne sont pas partout et toujours bien appliquées.

Appliquées intelligemment, ces mesures sont efficaces. À ce sujet M. Constant, inspecteur général des services sanitaires au Ministère de l'Agriculture, écrivait ces temps derniers, dans l'*Agriculture nouvelle* :

« C'était dans une grande exploitation culturale et d'élevage, au pays de Neufchâtel (Seine-Inférieure). La fièvre aphteuse, retour de la Villette, fit son apparition sur un lot mis au pacage. L'effectif total comportait 200 bovins normands ; il était divisé en deux lots de 80 et 120, que le propriétaire, heureusement, avait eu l'idée excellente d'éloigner l'un de l'autre à 60 mètres de distance. Cet éloignement était évidemment insignifiant ; il suffit pourtant à entraver totalement l'extension du mal. Sur place, avec M. Veyssière, vétérinaire départemental de la Seine-Inférieure, nous conseillâmes d'assurer la séparation totale entre les deux lots. Le propriétaire, saisissant l'efficacité de nos conseils, affecta à chaque lot, comme dans la Basse-Seine, un homme et un chien, ainsi qu'une même boisson pour chacun d'eux. Or, il arriva une chose immanquable, quand toutes les précautions nécessaires sont prises et appliquées : le mal évolua pendant près de trois mois sur tous les animaux composant le lot de 80 et pas un seul cas, à 60 mètres de distance, en plein air, ne se produisit sur le lot des 120.

Ces faits, dont je pourrais multiplier les exemples, montrent qu'il ne faut plus croire à la vieille légende qui consistait à dire qu'il n'y avait rien à faire, que c'était l'air qui courait en pénétrant par toutes les ouvertures, aussi bien dans les étables que sur les champs, qui transportait le mal dans le sens du courant. La vérité archi-démontrée est que, quand on veut, on peut. Partout où j'ai obtenu l'application intégrale des mesures rationnelles et toujours efficaces de la prophylaxie de la fièvre aphteuse, partout j'ai obtenu des résultats définitifs.

Il est vrai que j'ai aussi rencontré des faits de contagion de longue portée assez remarquables. Voici un cas, celui de Jussey (Haute-Saône), près Vesoul. Chez un laitier possédant six vaches, le mal apparut vers le 15 mai, très anodin, insignifiant, ne durant pas plus de huit jours. Deux mois après, nouvelle réapparition sur les mêmes animaux précédemment malades. Puis, au bout de quatorze mois, troisième infection, toujours sur les mêmes bêtes déjà deux fois malades. Cette fois, le désastre fut grand, et, malgré l'immunité conférée par les attaques précédentes et que l'on aurait pu croire solide et définitive, quatre animaux sur dix succombaient en trente-six heures au plus.

J'ai vu aussi, toujours en Seine-Inférieure, avec M. Veyssière, de nombreux et abondants foyers sur lesquels le mal retombait, moins de dix semaines après guérison totale. D'autre part, dans une vingtaine de chalets isolés et abandonnés dans les neiges et les glaces d'hiver, sur les hauteurs alpestres de la Haute-Savoie, j'ai vu le bacille aphteux résister à toutes les intempéries, à un froid de — 35° et réinfecter, dès leur arrivée, les animaux qui venaient estiver en sortant de pays absolument sains et ne manifestant pas la moindre trace de fièvre aphteuse.

Il faut évidemment tenir le plus grand compte de ces extraordinaires caprices de cette si mystérieuse maladie. Une surveillance incessante, à la moindre nouvelle d'un foyer voisin ou d'un foyer qui surgirait d'une vieille conservation d'un virus primitif, permettra de prendre, sur l'heure, toutes mesures définitives, applicables aux lieux et aux circonstances.

En résumé, la lutte victorieuse est toujours possible dans tous les cas. Elle ne peut être annihilée et inutile que dans chaque circonstance où on laissera liberté de circulation aux animaux contaminés sortant de la Villette ou de tout autre important abattoir. Il suffit de se montrer énergique, d'agir avec bon sens, de se renfermer strictement dans les mesures radicales à appliquer d'urgence. Faire la désinfection énergique et à fond de tout ce qui peut servir de repaire au virus (exemple de la pérennité du mal dans les étables polluées), se prémunir de la contagion proche par l'isolement absolu et infranchissable ; ne pas aller chez les voisins ou dans les communes réputées malades ; se méfier du transport du lait et surtout des produits de laiteries vendus aux coopérateurs pour la nourriture des jeunes animaux et des porcs ; ne jamais manquer de détruire la virulence de ces sous-produits de la laiterie avant la sortie de l'usine coopérative ; veiller à la netteté, à l'antisepsie absolue des véhicules, chevaux, vases, hommes, etc., chargés de conduire ou de ramener lait, produits divers, tels que beurre et fromage. Et alors on réussira à tout coup.

Inspirez-vous de cette devise, bien appropriée à la circonstance : « Quand on veut, on peut. »

Il semble que, dans bien des cas, les intéressés ne peuvent s'en prendre qu'à leur négligence ou à leur imprudence.

Enfin voici, à titre de renseignements, les conclusions des travaux de la commission nommée par la Société nationale d'Agriculture, pour étudier les mesures à prendre en vue d'enrayer l'épizootie de fièvre aphteuse. Cette commission, considérant que le concours des pouvoirs publics, des administrations centrales, départementales et communales, ainsi que celui des intéressés détenteurs de bestiaux, est indispensable pour atteindre ce résultat, est d'avis qu'il y a lieu de demander à M. le Ministre de l'Agriculture :

1° De faire appliquer rigoureusement et intégralement les dispositions de la loi du 21 juin 1898 sur la police sanitaire des animaux, et du règlement d'administration publique rendu pour son exécution ;

2° De réclamer la constitution, au marché de la Villette, d'un quai spécial avec un chemin particulier pour le débarquement et la conduite des animaux envoyés du marché ou directement des départements aux abattoirs, de façon qu'il n'y ait aucune communication possible entre les animaux envoyés au marché de la Villette et ceux qui sont expédiés à l'abattoir ;

3° D'exiger, en cas de reconstitution totale ou partielle du marché et des abattoirs de la Villette, que les locaux du marché soient complètement isolés de ceux de l'abattoir, avec un service particulier pour chacun d'eux, et que les uns et les autres, ainsi que leurs gares, chemins d'accès, etc., soient munis d'installations permettant, en tout temps et après chaque tenue de marché, de les laver à grande eau et de les soumettre à une désinfection complète.

On ne saurait demander mieux.

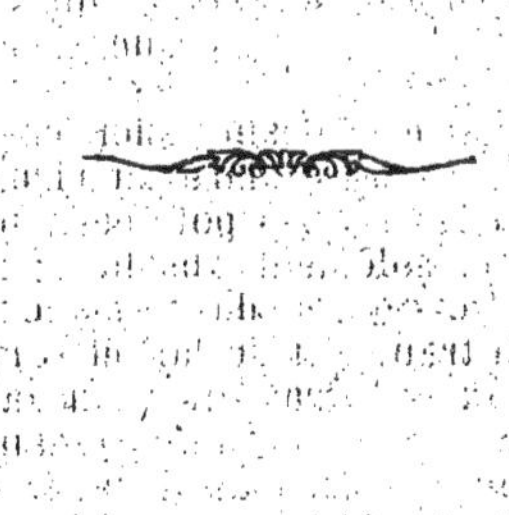

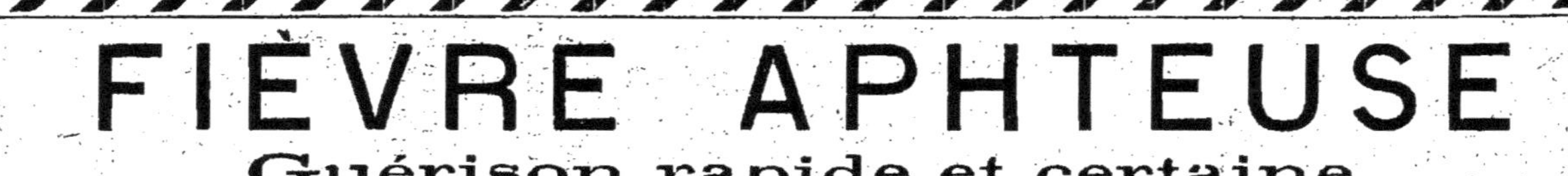

FIÈVRE APHTEUSE
Guérison rapide et certaine
PAR LE
SPÉCIFIQUE GODIN
Seul traitement interne donnant des résultats indiscutables
ET POUVANT ÊTRE EMPLOYÉ SANS DANGER — (Nombreuses attestations).
Le Spécifique GODIN
EVITE
1° L'amaigrissement du bétail,
2° Les pertes de lait,
3° Les accidents graves du pis et des onglons,
4° La mort si rapide des veaux et des porcs.
Tout éleveur soucieux de ses intérêts devra toujours avoir chez lui le SPÉCIFIQUE GODIN
MODE D'EMPLOI. - Deux flacons par gros bétail en deux jours
LE FLACON : 3 FRANCS
SE MÉFIER DES CONTREFAÇONS
EXIGER LA MARQUE DE FABRIQUE
AVIS IMPORTANTS. — Une brochure détaillée sur le mode d'emploi du Spécifique Godin est envoyée gratuitement sur demande.
Aux intéressés, qui douteraient de l'efficacité du Spécifique Godin, mais qui voudraient apprécier la valeur du produit sur quelques bêtes à lait, nous expédions, franco de port et d'emballage, 2 ou 4 flacons contre mandat-poste de 6 ou 12 fr.
DÉPOT GÉNÉRAL :
Pharmacie Godin
Hénin-Liétard (Pas-de-Calais)

www.ingramcontent.com/pod-product-compliance
Ingram Content Group UK Ltd.
Pitfield, Milton Keynes, MK11 3LW, UK
UKHW020043080726
13614UKWH00004B/1913